全民阅读·中华养生功法进家庭丛书

何清湖　龙　专——总主编

八段錦

任　拓——主编

全国百佳图书出版单位
中国中医药出版社
·北　京·

图书在版编目（CIP）数据

八段锦 / 何清湖，龙专总主编；任拓主编.
北京：中国中医药出版社，2025. 1（2025.11重印）
（全民阅读）.
ISBN 978-7-5132-9220-7

Ⅰ. G852.9

中国国家版本馆CIP数据核字第2024VK8506号

中国中医药出版社出版

北京经济技术开发区科创十三街 31 号院二区 8 号楼

邮政编码　100176

传真　010-64405721

山东华立印务有限公司印刷

各地新华书店经销

开本 880×1230　1/48　印张 2　字数 79 千字

2025年1月第1版　2025年11月第2次印刷

书号　ISBN 978-7-5132-9220-7

定价　19.90元

网址　www.cptcm.com

服务热线　010-64405510
购书热线　010-89535836
维权打假　010-64405753

微信服务号　zgzyycbs
微商城网址　https://kdt.im/LIdUGr
官方微博　http://e.weibo.com/cptcm
天猫旗舰店网址　https://zgzyycbs.tmall.com

如有印装质量问题请与本社出版部联系（010-64405510）

《八段锦》

编委会

丛书序言

在现代社会中，阅读已经不仅是一种获取知识的手段，更是一种生活方式，一种让心灵得以滋养的途径。阅读，不仅是眼睛的旅行，更是心灵的觉醒，是身体与精神的对话。好的书籍如同一盏明灯，照亮我们前行的道路；又如一剂良药，滋养我们的内心世界。正如美国作家梭罗所说："阅读是一项高尚的心智锻炼！"全民阅读的倡导，不仅是为了提升国民的文化素养，更在于通过阅读，引导大众走进博大精深的中华文化，领悟其中蕴含的智慧与哲学。

中华养生功法，作为中华民族传统文化的瑰宝，如同一部流动的历史长卷，记载着古人对生命奥秘的探索与实践。它融合了中医理论、哲学思想和实践经验，通过调身、调息、调心，达到强身健体、延年益寿的目的。在快节奏的现代生活中，中华养生功法以其独特的魅力，为人们提供了一种简单易行、效果显著的养生方式。习练传统养生功法，不仅是中老年人健身养生的首选，也是当代年轻人关注的新焦点。

在全民阅读的热潮中，我们尝试将经典的养生功法与日常阅读相融合，与中国中医药出版社密切合作，精心推出了《全民阅读·中华养生功法进家庭丛书》。这是一套将中医养生理念与实践相结合，旨在提升大众健康素养的中医养生精品丛书。丛书涵盖了现有的主要养生功法，详细介绍了 12 种中华传统养生功法的概述、技术要领、注意事项和功理作用，包括易筋经、导引养生功十二法、五禽戏、八段锦、大舞、马王堆导引术、六字诀、调息筑基功、少林内功、八法五步、延年九转法、七星功。可以说，这是一套将科学性、科普性和实操性较好融合的中华传统养生功法宝典。

《全民阅读·中华养生功法进家庭丛书》每一分册都是一个独特的篇章，它们共同构成了一幅中华养生的宏伟画卷。从“易筋经”到“马王堆导引术”，从“大舞”到“延年九转法”，每一功法都在向我们展示养生的多元性和实用性。例如，“导引养生功十二法”功法技术深邃，意形结合，动息相随，使习练者在动静之间找到平衡，从而提升生活质量。而“六字诀”，以其简练的字诀，蕴含着强大而深远的养生力量，它教我们如何在快节奏的生活中找到内心的安宁，通过呼吸调控和肢体运动，调和人体内在的气血运行，达到身心和谐。“少林内功”，作为武术文化的内核，更是中华养生的另一种体现，它强调内修外练，通过练习内功，提升身体素质，同时修身养性，通达武道的真谛。经典功法“五禽戏”，源于我国古代，通过模仿虎、鹿、熊、猿、鸟五种动物的动作，达到调和气血、舒展筋骨、强身健体的效果。“大舞”的编创，则是基于对 5000

多年前唐尧时期大舞的深入研究及其与现代科学的结合，它不仅保留了传统文化的精髓，还被赋予了新的时代特征。

本套丛书的编写特色之一，就是由体育专业老师担任模特，插配了大量的功法招式彩图。这些功法招式，参考了国家体育总局的健身气功标准，确保动作的标准化和规范化。配以简练的文字，表述清晰准确，使读者能够一目了然，轻松学习。此外，丛书还贴心地提供了动作视频（每分册“功法概述”页扫码即可观看），与图书内容相得益彰，增强了学习的互动性和趣味性。丛书的另一个鲜明特色，就是采用口袋本形式，印制精美，便于携带。无论是在家中、办公室，还是在旅途中，都可以随时翻阅学习，让养生健身成为一种生活常态。通过这套丛书，我们期待每一位读者都能够找到适合自己的养生之道，让阅读与养生成为生活的一部分，让健康和智慧相伴，丰盈人生旅程。

全民阅读，中华养生，打开书卷，让我们共同开启这场身心的健康之旅吧！

丛书主编　何清湖

2024 年 11 月于长沙

前言

在浩瀚的中华传统文化长河中，养生之道历来被视为智慧与文明的瑰宝。它不仅承载着古人对生命奥秘的深刻洞察，也蕴含着对身心和谐、天人合一的至高追求。八段锦，作为中国传统导引养生术的重要组成部分，历经千年的传承与发展，以其独特的魅力、简洁的动作、显著的健身效果，成为流传最广、影响最深的健身方法之一。我们编纂此书，旨在将这份珍贵的文化遗产以更加系统、科学的方式呈现给广大读者，让更多人受益于八段锦的养生智慧。

八段锦之名，寓意深远。“八段”，指其由八个动作段落组成，每一段都针对人体不同的部位进行锻炼，既全面又细致；“锦”，则比喻其动作优美流畅，如丝锦般柔和而富有韧性，同时也象征着练习后身体如同织锦般绚烂多彩、健康强健。这套功法起源于北宋，据传最早由岳飞所创，用以增强士兵体质，后逐渐在民间流传开来，成为老少皆宜、四季可练的健身良方。

八段锦的魅力，在于其融合了中国古代哲学思想、中医理论与武术精髓。它遵循“阴阳平衡，五行相生”的哲学原理，通过伸展四肢、扭转腰脊、调和呼吸，达到疏通经络、调和气血、强筋壮骨的目的。在中医学理论的指导下，八段锦强调“意、气、形”三者合一，即在习练过程中，不仅要注重动作的准确与到位，更要配合意念的引导与呼吸的调控，使内外和谐统一，从而激发人体潜能，增强体质，预防疾病。

随着现代生活节奏的加快，人们面临着前所未有的身心压力，颈椎病、腰椎病、亚健康状态等问题日益普遍。八段锦以其简单易学、不受场地限制的特点，成为现代人寻求身心平衡、提升生活质量的理想选择。无论是办公室的白领，还是家中的老人、孩子，只要持之以恒地习练，都能感受到它带来的积极变化。

本书在编纂过程中，力求保持八段锦的传统精髓，同时结合现代人体科学的研究成果，对每一个动作进行了详细的图解说明，配以科学的解析，帮助读者更好地理解动作要领，避免运动损伤。此外，我们还特别加入了针对不同人群、不同健康状况的个性化练习建议，以及习练前后如何调整身心状态的小贴士，力求使八段锦的学习更加科学、安全、高效。

我们相信，通过本书的引导，八段锦这一古老而充满活力的养生术，将在新时代焕发出更加璀璨的光芒，成为促进全民健康、提升生活品质的重要力量。让我们携手走进八段锦的世界，体验那份源自古老东方的身心和谐之美，共同书写健康人生的新篇章。

愿每一位翻开此书的朋友，都能从八段锦的习练中获益，收获身心的愉悦与强健，让生活因这份古老智慧的滋养而更加美好。

本书编委会

2024 年 11 月

目录

功法概述

微信扫描二维码
功法示范新体验

我国古代的导引术——八段锦，易行且安全，健身效果十分显著，千余年来，它在民间广泛流传，是中华传统养生文化中的一颗绚丽瑰宝。八段锦的形成经历了一个漫长的发展演变过程。早在先唐文献中，就能找到它的部分术式的踪迹；唐宋之交，八段锦已成为成型功法并开始流传于世；两宋时期，八段锦功法发展出坐式、立式两种锻炼形式；元明以后，八段锦进入了快速发展阶段，在众多文献中都有记载和介绍；进入 21 世纪，国家体育总局组织专家在传统立式八段锦基础上编创推出的健身气功八段锦，在全世界得到了广泛传播。

预备势

技术要领

动作一 双足并步站立；双臂自然垂于体侧；身体保持中正，目视正前方（图1）。

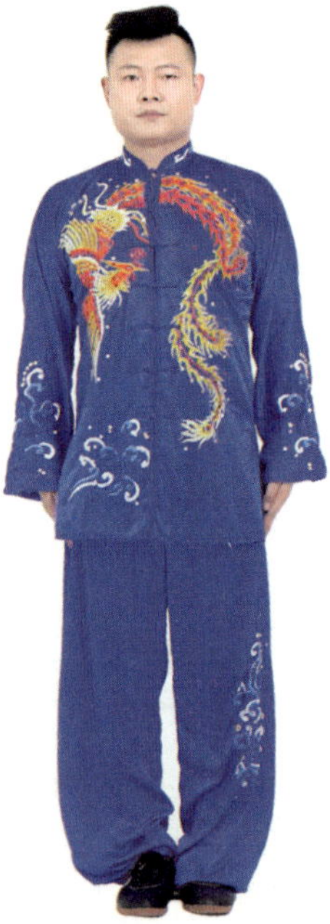

图1

动作二 将身体重心移至右腿；左脚向左侧开步，保持脚尖朝前，双脚距离约与肩同宽（图 2）。

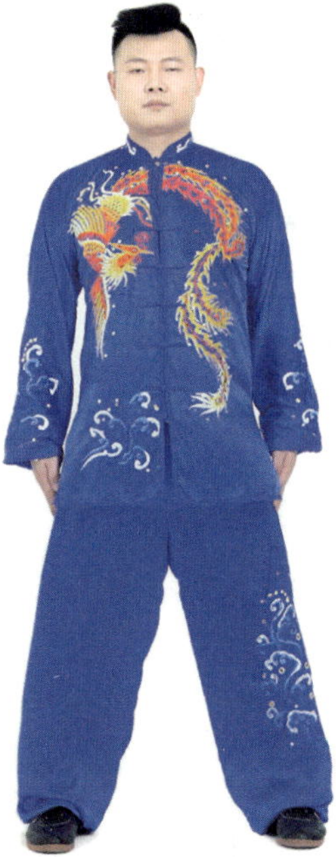

图 2

动作三 手臂向内旋转，两掌分别向两侧摆起与身体呈45°，约与髋部同高，掌心朝向后（图3）。

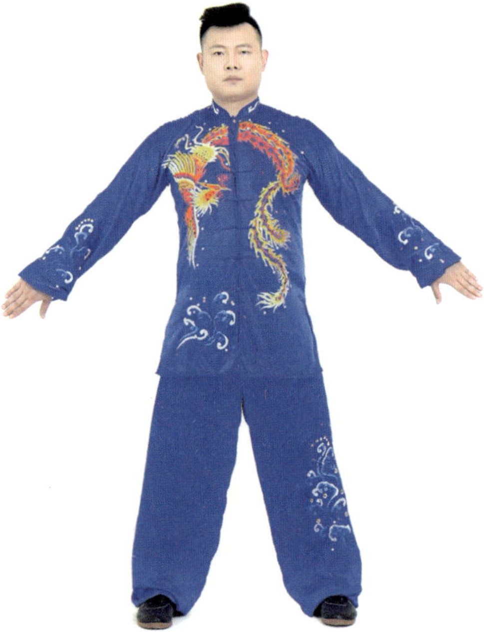

图3

动作四 上肢动作不停，两膝关节微微弯屈；同时，两臂向外旋，向前合抱于腹前呈圆弧形，与肚脐同一高度，掌心朝向内，两掌指间距约 10 厘米；目视正前方（图 4）。

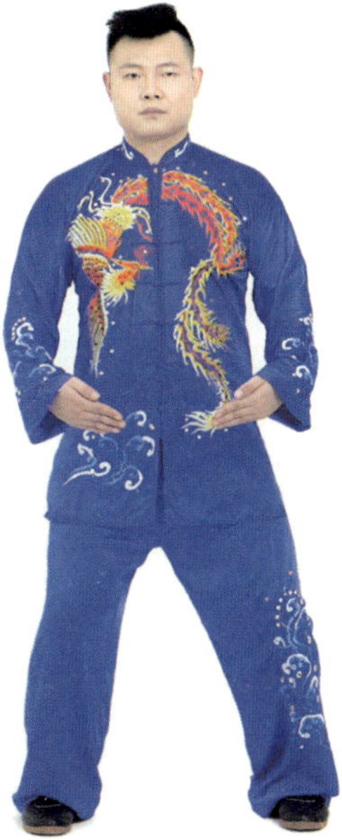

图 4

【注意事项】

1. 头往上顶，下颏稍稍内收，舌头轻抵上腭，双唇轻轻闭合；沉肩坠肘，腋下保持虚含；胸部开阔舒畅，腹部松弛下沉；收髋敛臀，上体保持中正不偏。
2. 呼吸徐缓自然，气沉丹田，调整呼息 6 ～ 9 次。
3. 调整呼息多次后，进入练功状态。

【功理作用】

静心凝神，调整呼吸，放松身体，端正身形。

第一式・双手托天理三焦

技术要领

动作一 接上式，双臂外旋稍微下落，两掌的五指张开，在腹前相互交叉，掌心朝向上；目视正前方（图 5）。

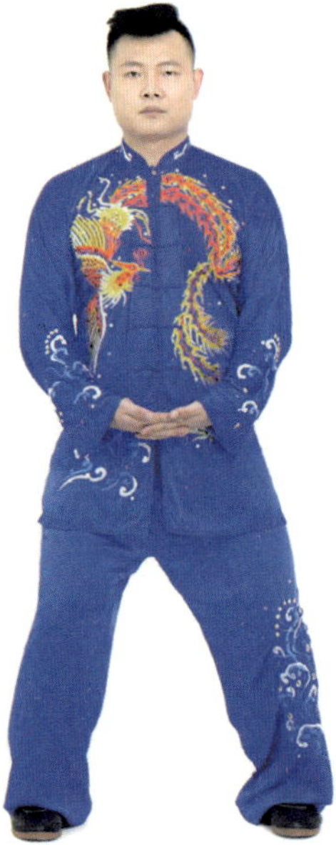

图 5

动作二 上肢动作不停，两腿缓缓挺膝伸直；同时，两掌向上托起至胸前，两臂内旋并翻掌向上托起，掌心向上，抬头；目视两掌（图6）。

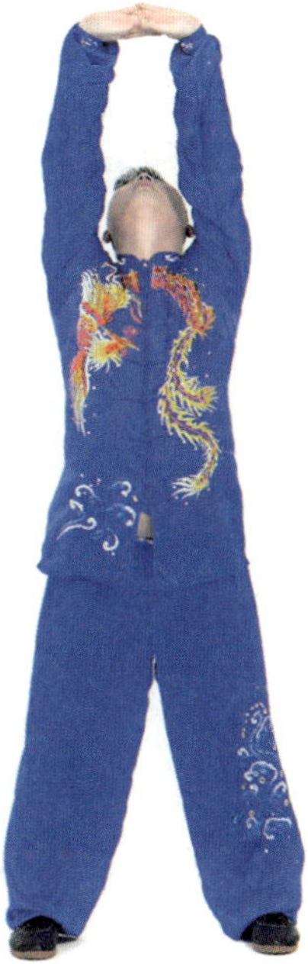

图 6

动作三 上肢动作不停，双臂继续向上托起直至肘关节伸直；同时，下颏向内收，头转正，动作稍停；目视正前方（图7）。

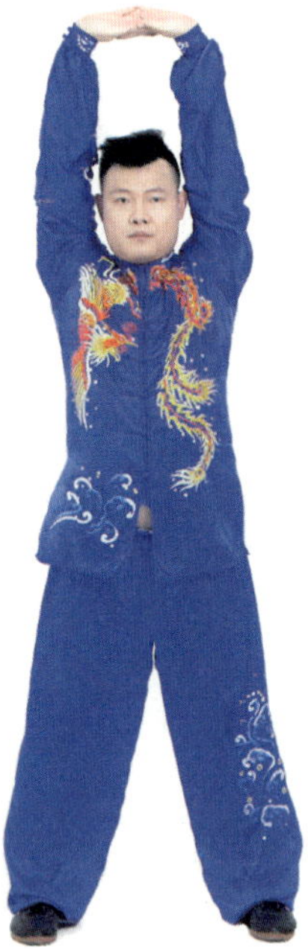

图7

动作四 十指先松再缓慢分开，双臂分别由身体两侧下落，身体重心慢慢下降，两腿膝关节微微弯屈；同时，两掌在腹前合捧，掌心朝向上；目视正前方（图 8）。

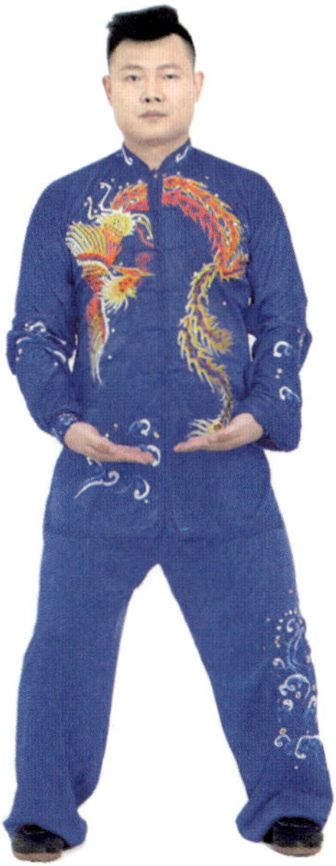

图 8

本式动作一至动作四为 1 遍，共做 6 遍。

【注意事项】

1. 两掌上托时需要做到宽胸展体，并且稍有停顿，保持抻拉的状态。
2. 两掌下落之际，放松腰部，下沉髋部，沉肩坠肘，手腕放松，手指舒展，上体保持中正。
3. 动作放缓，配合深呼吸。
4. 只需微微屈膝，保持身体重心在腹部。

【功理作用】

推动气血循环，对三焦功能加以调节，强化体内气场。

第二式·左右开弓似射雕

技术要领

动作一 身体重心向右移，左脚向左侧开步站立，两腿膝关节自然伸直，两掌向上在胸前交叉，向外稍捧，左掌在外，两掌心向内，目视正前方；双臂下沉手肘稍向内回收；同时，右掌屈指变成“龙爪”，左臂内旋坐腕变成八字掌，掌心斜朝前，指尖朝向上；目视正前方（图 9）。

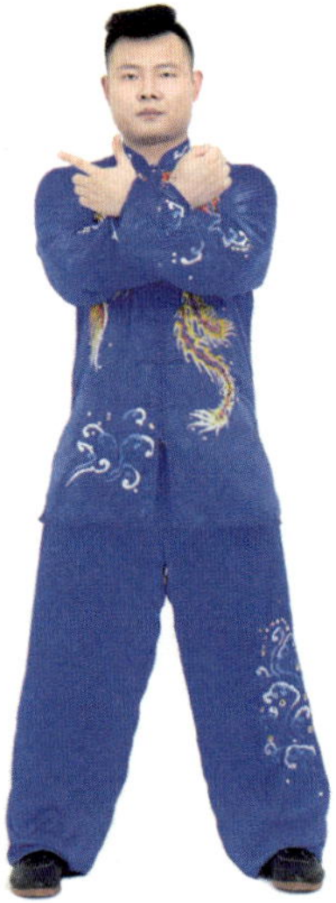

图 9

动作二 上肢动作不停，两腿缓缓屈膝变成马步；同时，左掌向左侧推出，让手腕位置与肩部保持同一高度，指尖朝向上，右龙爪向右平水平拉至肩前，犹如拉弓射箭之势，始终保持两臂抻拉状态；目视推掌方向（图 10）。

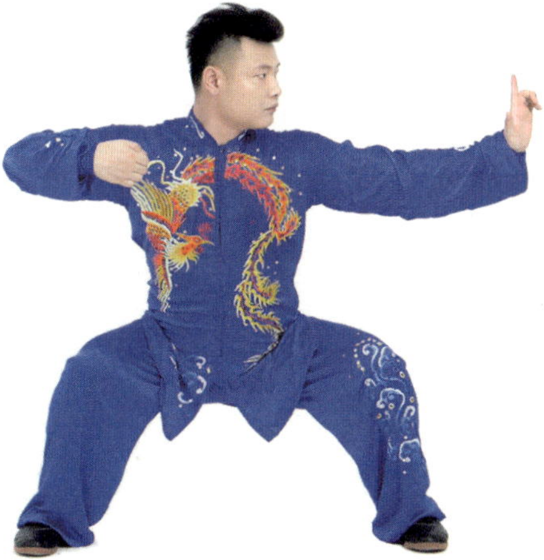

图 10

动作三 将身体重心向右侧移动，随后右手五指伸展开变成掌，以肘部为圆心向上、向右划弧，使其达到与肩部同一高度，指尖朝向上，掌心斜向前；左手指伸展开成掌，掌心斜向后方，目视右掌（图 11）。

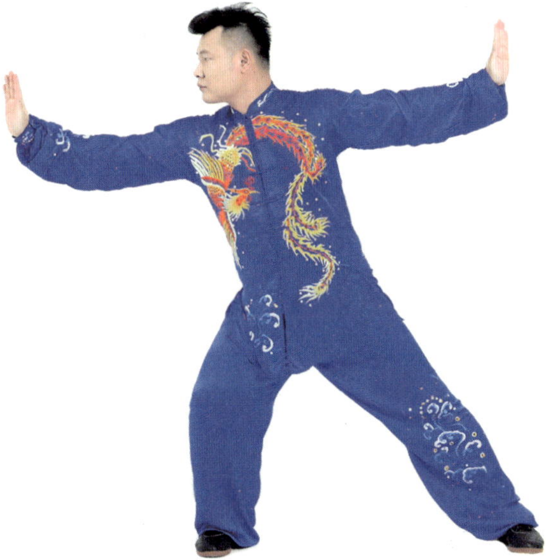

图 11

动作四 身体重心继续向右移动，左脚回收成并步站立；同时，两掌分别由身体两侧下落，于腹前合捧，指尖相对，掌心向上；目视前方（图 12）。

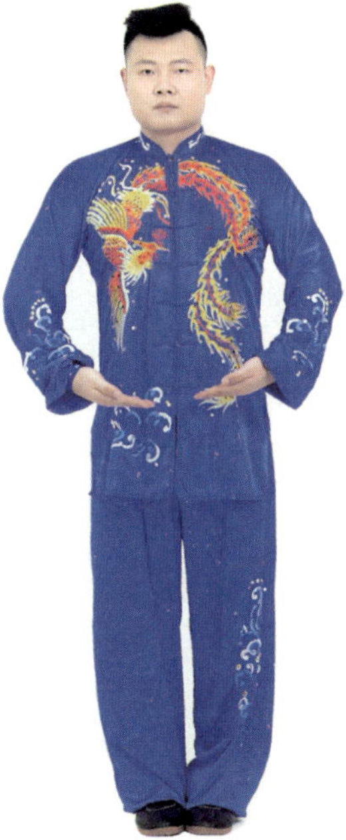

图 12

动作五至八 同动作一至动作四，唯左右相反。

本式一左一右为1遍，共做3遍。第3遍最后一动时，身体重心继续左移；右脚回收成开步站立，双脚内侧距离与肩同宽，膝关节微微弯屈；同时，两掌分别由身体两侧下落，于腹前合捧，指尖相对，掌心向上；目视前方（图13）。

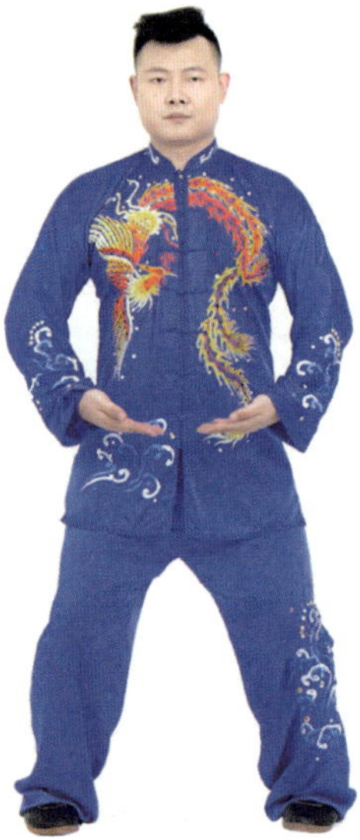

图13

【注意事项】

1. 侧拉之手五指要并拢屈紧，注意肩臂放平。
2. 八字掌侧撑需沉肩坠肘，屈腕，竖指，掌心含空。
3. 年老者或体弱者需自己调整马步的高度。
4. 手臂适当用力，保持劲道松而不泄，稳定有力，八字掌虚握如掌握鸡蛋。

【功理作用】

1. 使腰腹肌肉得到强化，增强脊柱柔韧性，提高身体的协调性。
2. 宽胸理气，对心肺功能起到调节作用。

第三式·调理脾胃须单举

一 技术要领

动作一 接上式。身体重心稍向上升起；同时，左臂向内旋并向上抬起，左掌与胸部在同一高度，掌心朝内，指尖斜朝向上；右臂向内旋，右掌心对着腹部，指尖斜朝下；目视前方（图 14）。

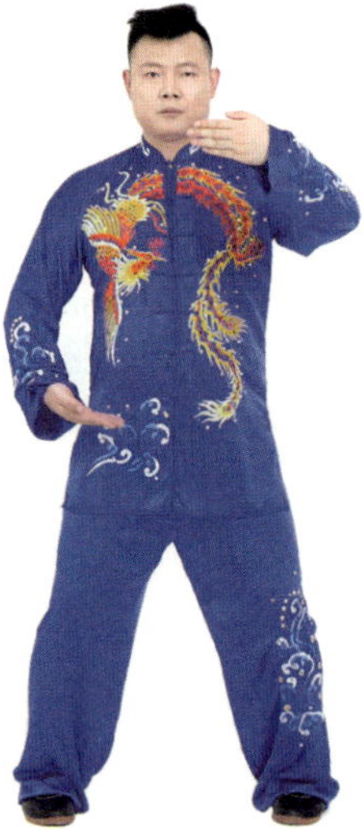

图 14

动作二 上肢动作不停，左臂继续向内旋并向上举托，左掌翻转上托直至头左上方，肘关节微屈，力达掌根，掌心斜朝上，指尖朝向右，保持中指尖与肩井穴在同一垂线上；同时，右臂继续向内旋，右掌下按直至右胯旁约 10 厘米处，肘关节微屈，力达掌根，掌心朝下，掌指朝前；动作稍停，保持上下抻拉状态；目视正前方（图 15）。

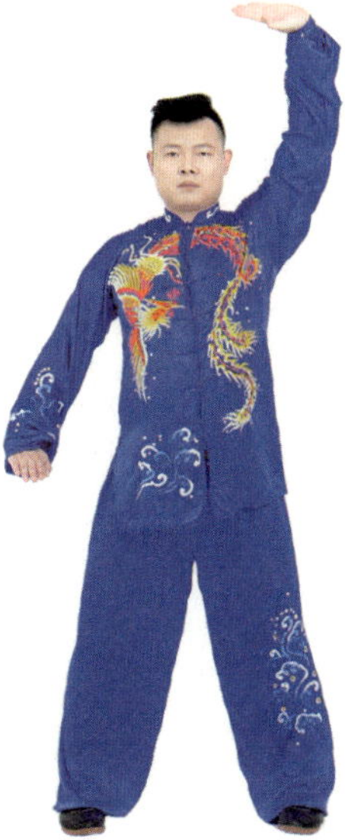

图 15

动作三 松腰沉胯，身体重心慢慢下降；两腿膝关节微微弯曲；同时，左肩下沉，左臂屈肘向外旋转并下落，左掌与胸保持同一高度，掌心朝内，掌指斜朝上；右臂向外旋，右掌收至腹前，掌心朝内，指尖斜朝下；目视正前方（图 16）。

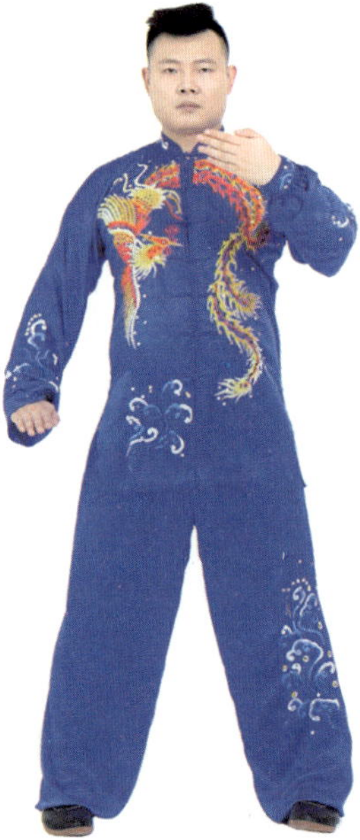

图 16

动作四 上肢动作不停，身体重心继续下降，两腿膝关节随之弯曲；同时，两臂外旋并下落，两掌在小腹前呈捧物状，掌心向上，掌指尖相对，二者间距约 10 厘米；目视正前方（图 17）。右式动作同左式，唯左右相反。

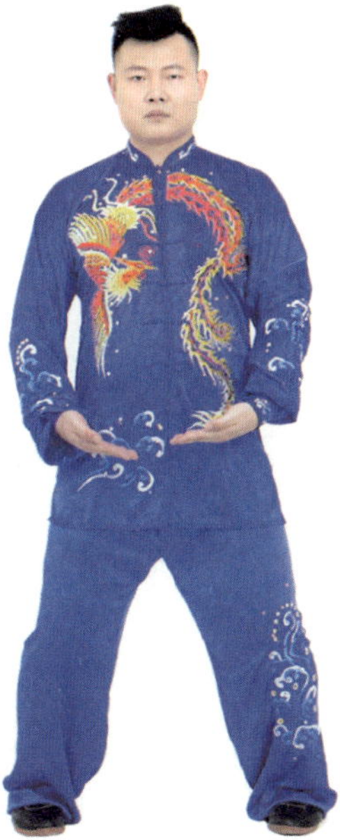

图 17

本式动作一左一右为 1 遍，共做 3 遍。第三遍最后一动时，右臂向外旋，右掌指尖转向后，身体重心慢慢下降，两腿膝关节弯曲；同时，右掌向前下落，按于右髋旁约 10 厘米处，掌心向下，掌指向前，左掌稍微前移，两肘稍微屈；目视正前方（图 18、图 19）。

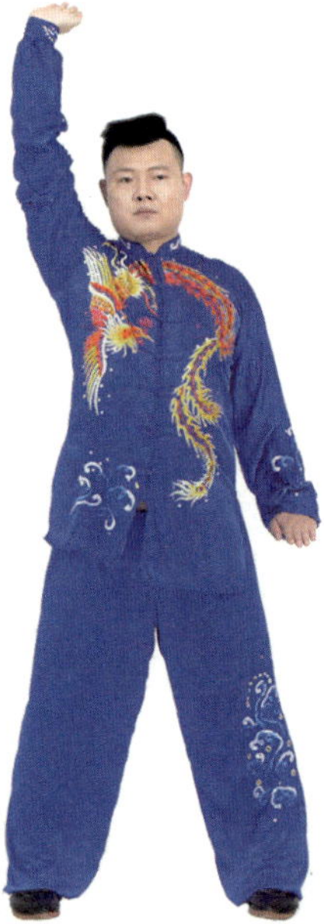

图 18

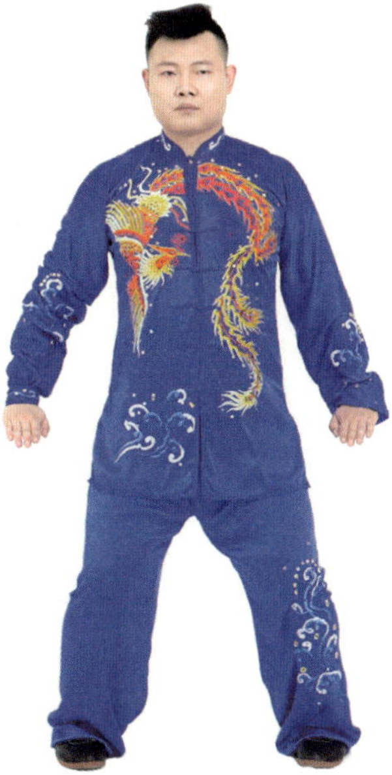

图 19

【注意事项】

1. 力汇聚于掌根，上撑下按，舒展胸部，伸展身体，拔长腰脊。
2. 上举手路线较长，注意下按手动作需稍缓慢，让两掌同时到位。
3. 注意上臂下落时要沉肩、坠肘、旋臂，带动右掌按上举路线原路返回。

【功理作用】

1. 健脾益气：刺激肠道蠕动，增强消化功能，改善脾虚食少、消化不良、腹胀、泄泻、痢疾等病症。
2. 活血化瘀：促进血液循环，非常适合长期久坐的人群练习。
3. 调理气息：通过肢体动作和呼吸调理，改善心情。

第四式 · 五劳七伤向后瞧

技术要领

动作一 接上式。两腿缓慢挺直膝盖；同时，两臂伸直，掌心向后，指尖朝斜下伸出，目视正前方（图 20）。

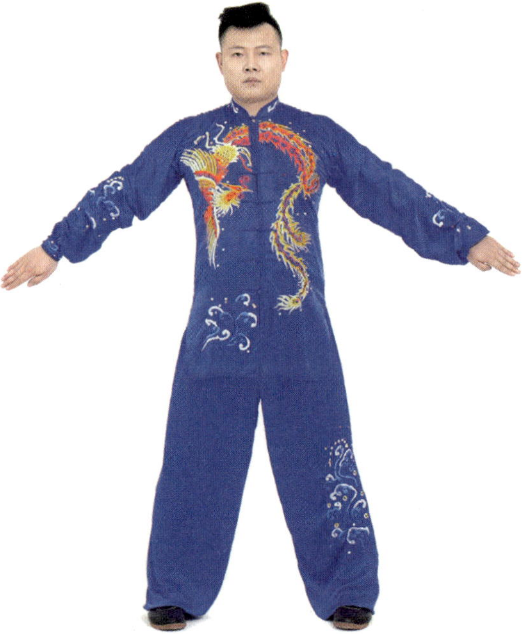

图 20

动作二 上肢动作不停，两臂向外旋，向上摆至体侧与身体呈45°，掌心朝向斜后上方；同时，头向左后方转动，舒展肩部，扩展胸部；动作稍稍停顿保持抻拉的状态；目视左斜后方（图21）。

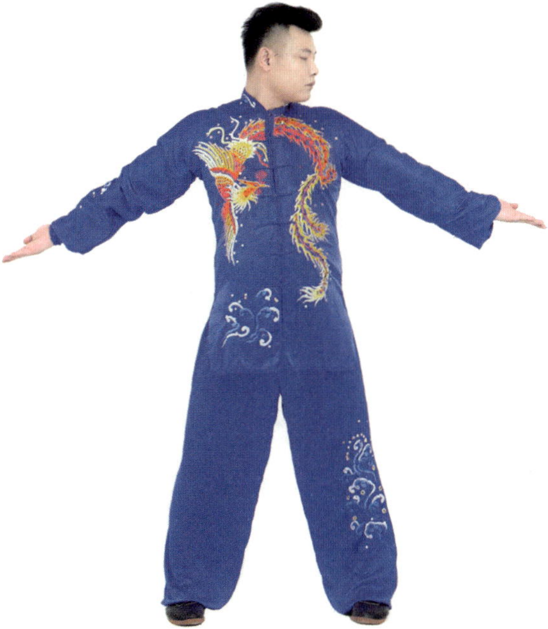

图21

动作三 放松腰部，下沉髋部，身体重心慢慢下降；两腿膝关节微微弯曲；同时，头转正朝前，两臂向内旋按在胯旁，离身体约一拳距离，掌心向下，指尖向前；目视正前方（图 22）。右式动作同左式，唯左右相反。

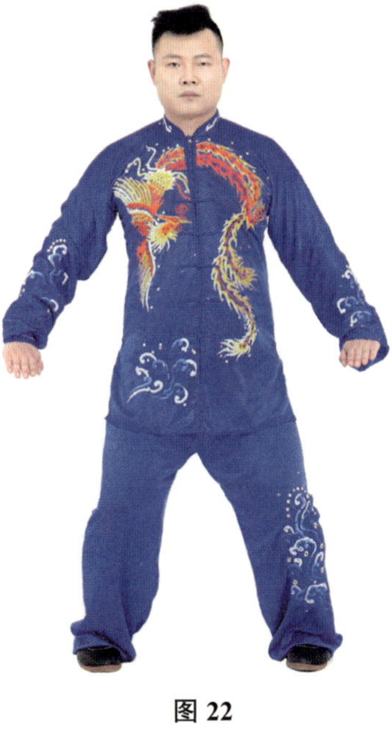

图 22

本式一左一右为1遍，共做3遍。第3遍最后一动时，两腿膝关节微微弯屈；同时，头向前转正，两臂向内旋，屈肘，两掌捧于腹前，掌心朝上，指尖相对，二者间距约10厘米；目视前方（图23）。

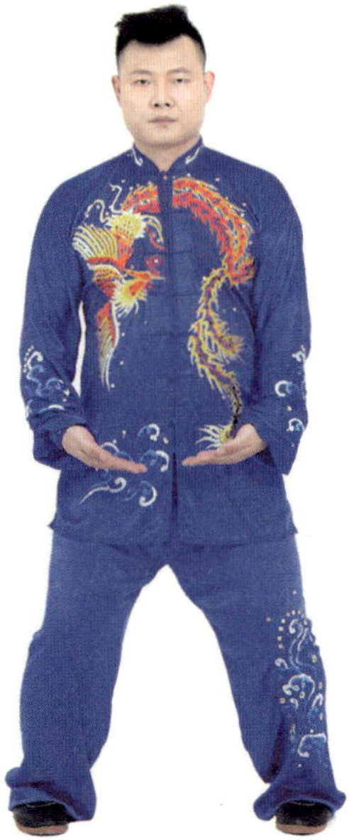

图23

【注意事项】

1. 头向上顶，肩向下沉。
2. 转头不转身体，旋臂，两肩后张。
3. 注意后顶虚领，下颌向内收起，旋转手臂至极限，缓缓转头，做到旋臂与转头协调一致。

【功理作用】

该动作能较好地刺激、疏通颈部大椎穴，该穴又称为“百劳”，意指各种虚劳疾病均可通过该穴进行调理。

第五式·摇头摆尾去心火

技术要领

动作一 接上式。身体重心向左侧移动；右脚向右开步站立，双腿膝关节自然伸直；同时，两掌向上托起直至与胸同一高度时，两臂向内旋转，两手掌继续向上托起直至头顶上方，肘关节微屈，掌心向上，指尖相对；目视前方（图 24）。

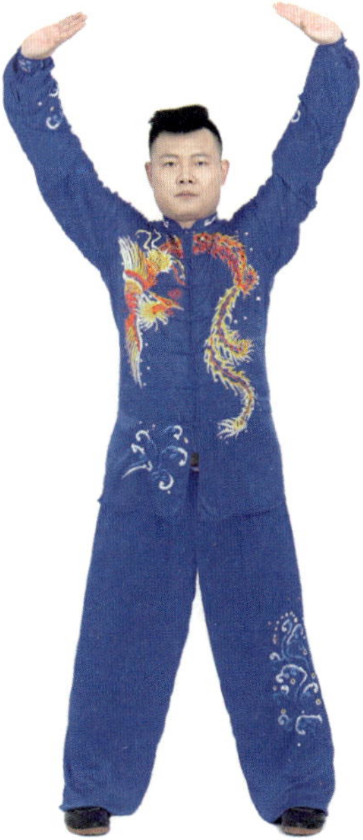

图 24

动作二 上肢动作不停，两腿缓缓屈膝半蹲成马步；同时，两臂向身体两侧下落，两手掌扶于膝关节上方，关节微屈，手腕松沉，掌指斜朝前；目视正前方（图 25）。

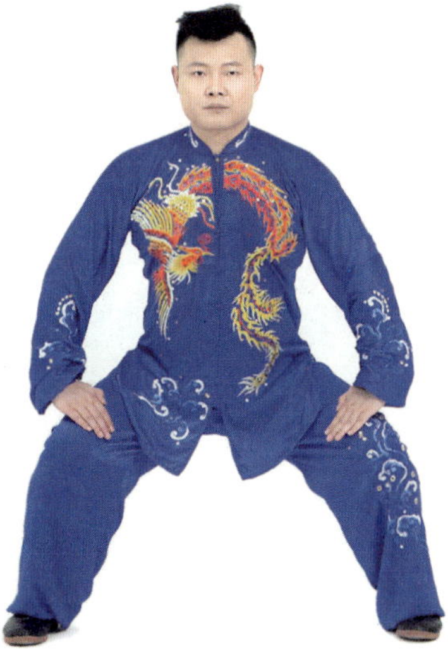

图 25

动作三 上肢动作不停，身体重心稍稍升起；目视正前方（图 26）。

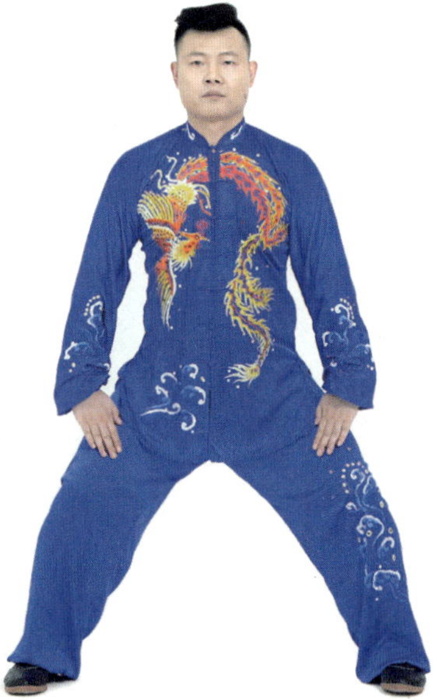

图 26

动作四 上肢动作不停，身体重心向右侧移动，右腿膝关节弯曲，左腿膝关节稍稍弯曲；同时，上体向右倾斜约 45°；目视正前方（图 27）。

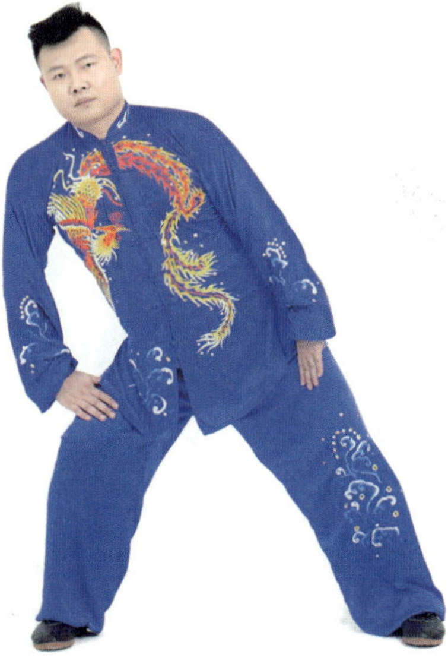

图 27

动作五 上肢动作不停，身体重心稍稍下降变成右偏马步状；同时，上体向右转动并向下俯身；目视右脚尖（图 28）。

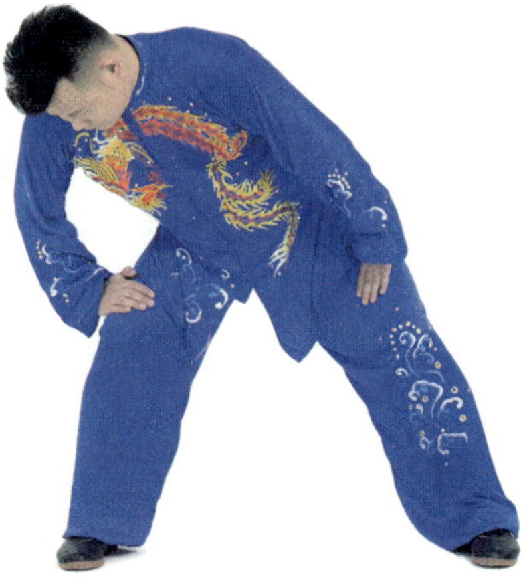

图 28

动作六 上肢动作不停，身体重心向左侧移动变成左偏马步状；同时，上体保持俯身向左旋转至左斜前方；目视右脚跟（图 29）。

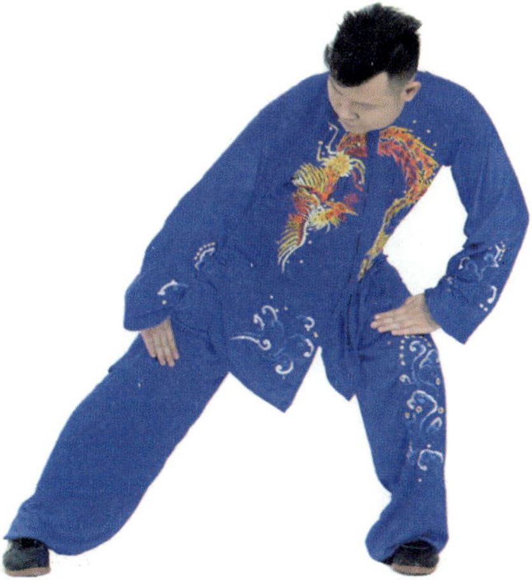

图 29

动作七 上肢动作不停，身体重心稍稍向右侧移动，右髋向右侧顶出，尾闾随之向右、向前、向左、向后旋转至正后方；同时，身体重心随尾闾转动至两腿之间，膝关节弯曲；胸部微含，头部向左、向后转至正后方；目视上方（图 30）。

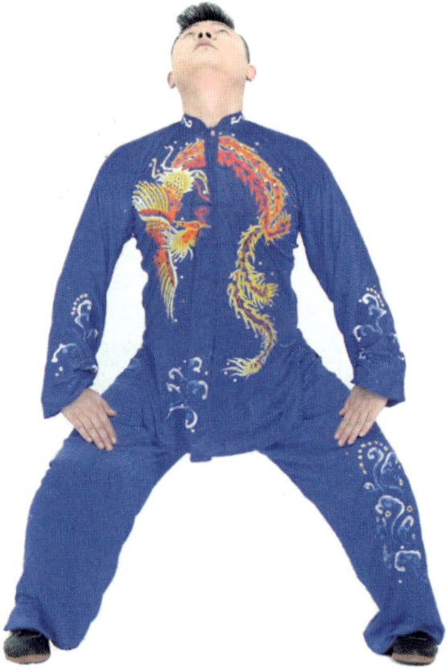

图 30

动作八 上肢动作不停，下颌与尾闾同时向内收起，头转正；身体重心慢慢下降成马步；目视正前方（图 31）。右式动作同左式，唯左右相反。

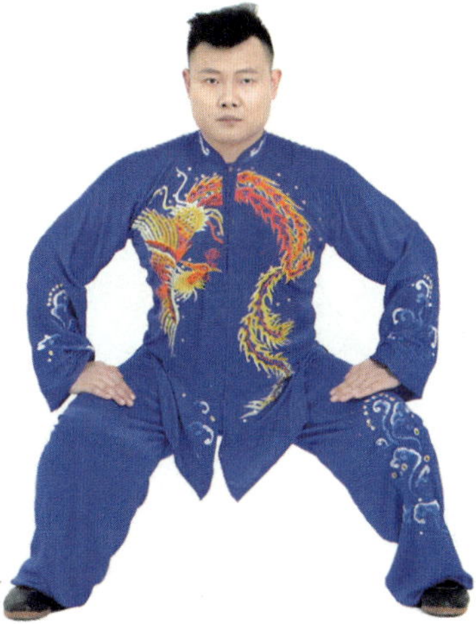

图 31

本式一左一右为 1 遍，共做 3 遍。做完 3 遍后，身体重心向左侧移动，右脚收回成开步站立，双脚内侧保持与肩同宽（图 32）；同时，两掌从身体两侧向上抬起直至与肩同一高度时外旋翻转，掌心向上，随之两臂向上举起，掌心相对；目视正前方（图 33）。身体重心缓慢下降，两腿膝关节弯曲；同时，双臂屈肘，两掌经面前下按至小腹前，掌心朝下，指尖相对，二者相距约 10 厘米；目视正前方（图 34）。

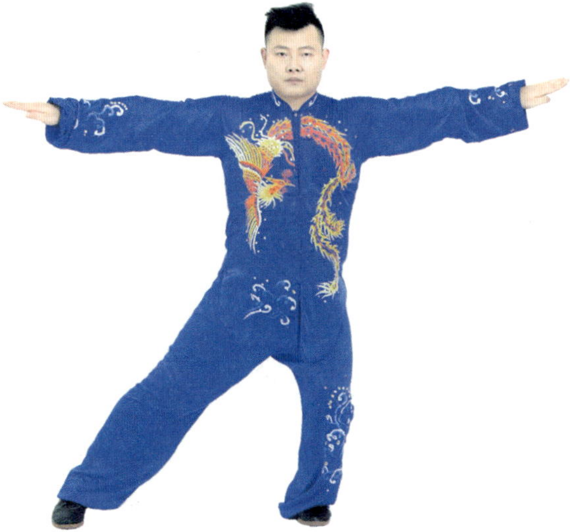

图 32

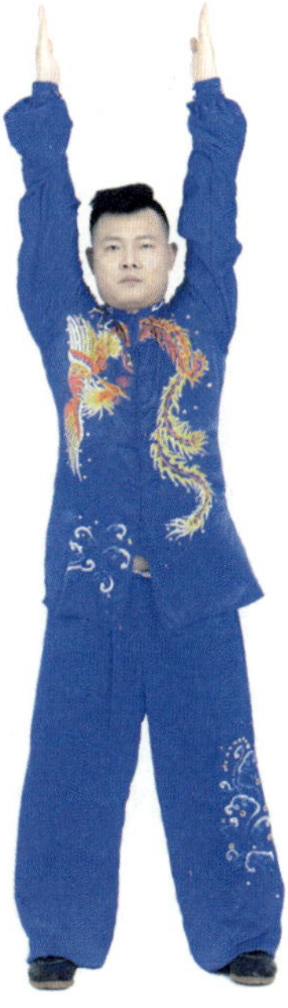

图 33

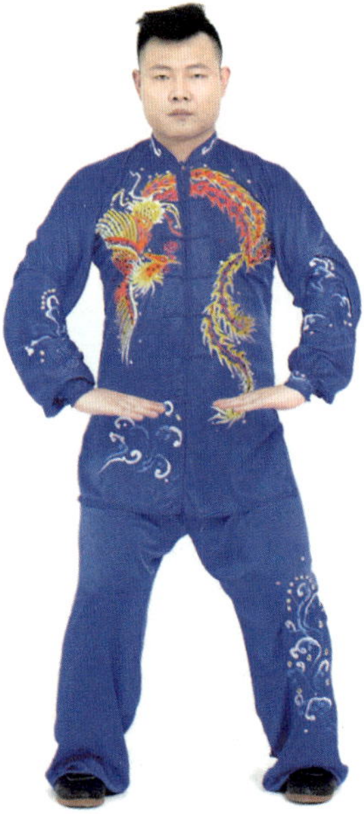

图 34

【注意事项】

1. 马步下蹲要髋部内收，收敛臀部，上体保持中正。
2. 摇转时，颈部与尾闾对拉伸长，好似两个轴在相对运转，速度应柔和缓慢，动作圆滑连贯。
3. 年老者或体弱者需要注意动作幅度，不可强求。
4. 尽量慢慢顺着身体节奏来，不硬转硬变。此外，初学者可适当减少弯腰屈膝幅度以降低动作难度。

【功理作用】

从表面看，“摇头摆尾去心火”似乎是头与躯干的左右旋转屈伸运动，但运用中医的相关理论进行分析，可发现这个动作的功效主要在于通过对腰骶部位的导引活动，刺激脊柱和命门穴，从而加强肾阴对各脏腑的滋养和濡润作用，进而达到“去心火”之目的。

第六式·两手攀足固肾腰

技术要领

动作一 接上式。双腿挺膝伸直站立；同时，两掌指尖向前，两臂向前、向上举起，肘关节伸直，掌心向前；目视正前方（图 35）。

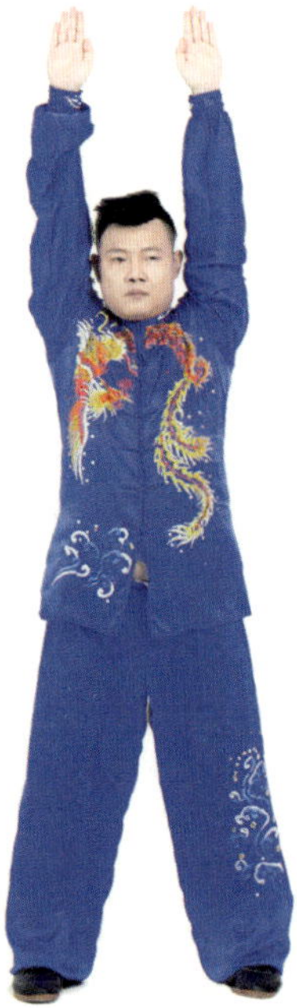

图 35

动作二 两臂向外旋转至掌心相对，屈肘，两掌向下按至胸前，掌心向下，指尖相对；目视正前方（图 36）。

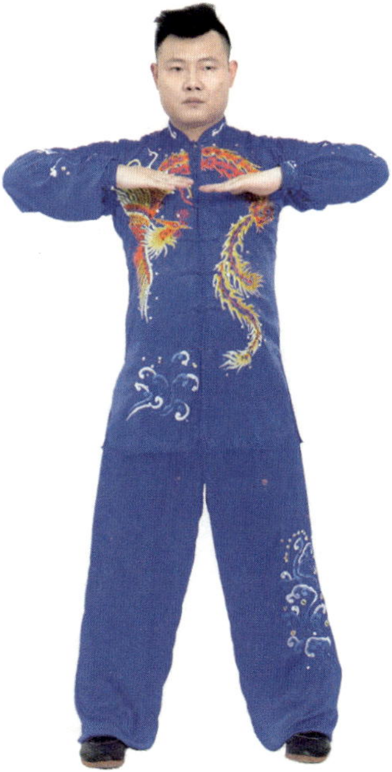

图 36

动作三 上肢动作不停，两臂向外旋转，两掌心向上，随之两掌掌指顺腋下向后反穿；目视正前方（图 37）。

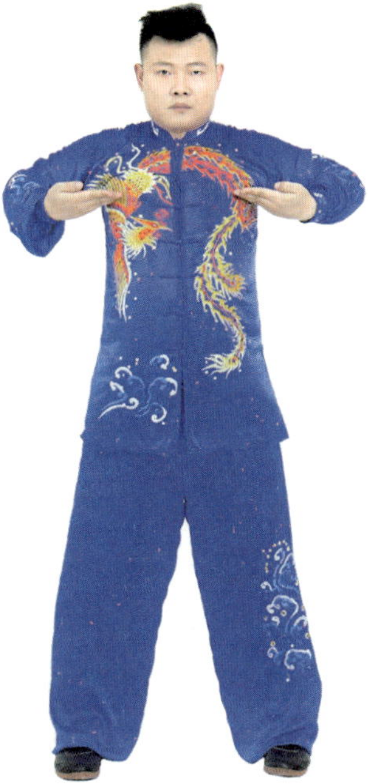

图 37

动作四 上肢动作不停，两掌心贴背，沿着脊柱两侧向下摩运至臀部；目视正前方（图 38）。

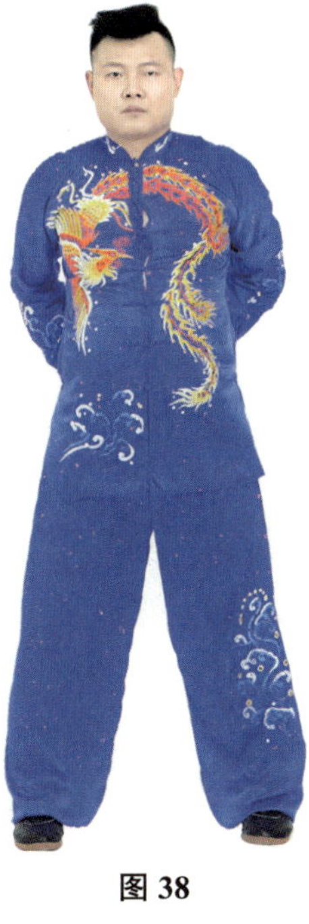

图 38

动作五 上肢动作不停，上体向前俯身，两手掌继续沿腿后向下摩运至脚踝，再贴两脚外侧移至小脚趾处，随之旋腕扶于脚面，掌指朝前；目视下方（图 39、图 40）。

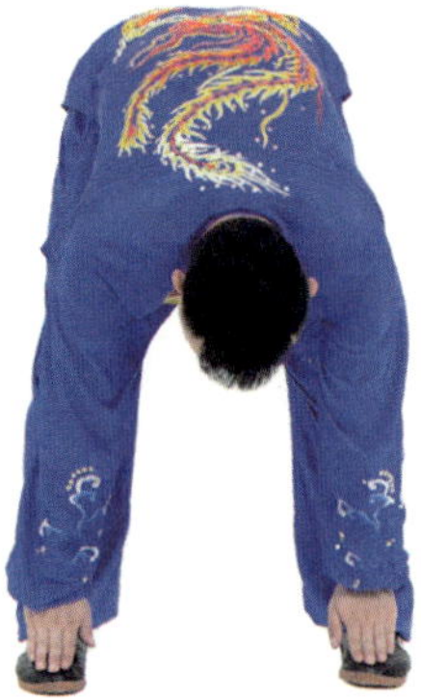

图 39

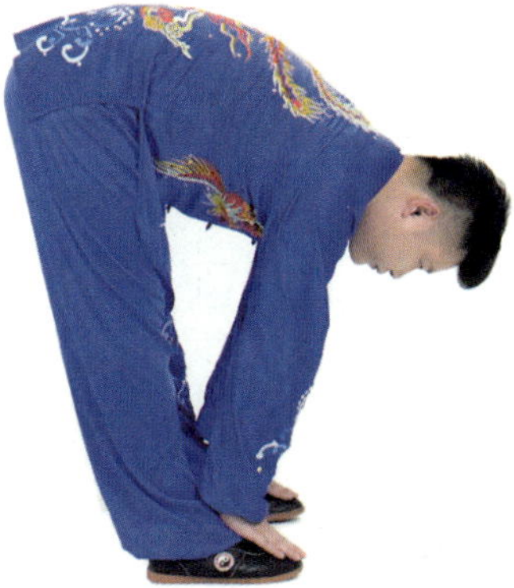
图 40

动作六 上肢动作不停，两掌不动，塌腰，翘臀，微抬头；两掌沿地面向前，向上远伸，以臂带动上体抬至水平，保持前后抻拉的状态；目视前下方（图 41、图 42）。

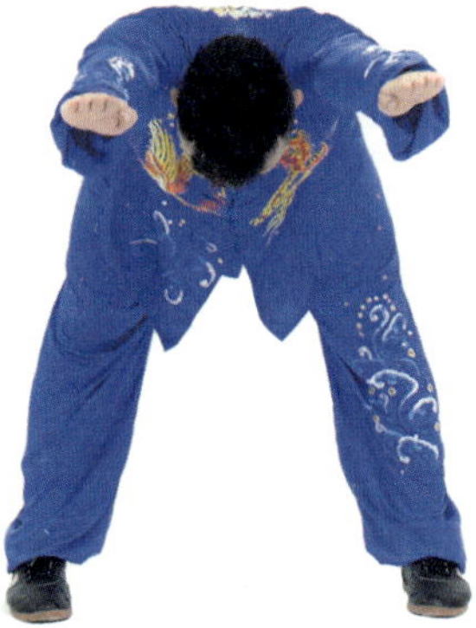

图 41

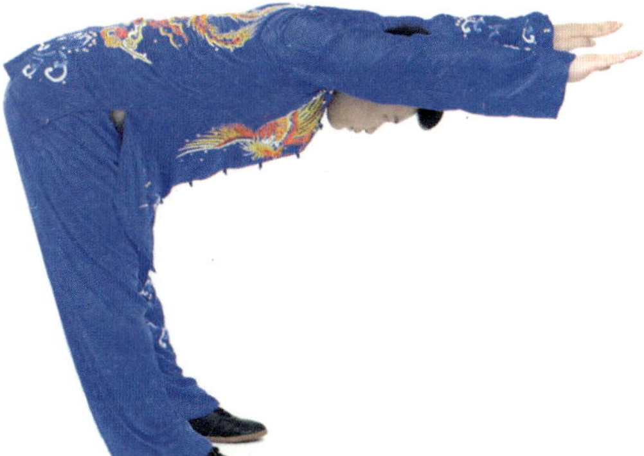

图 42

动作七 上肢动作不停，两臂继续向前，向上举起直至头顶上方，上体立起，两掌间距约与肩同宽，掌心朝前，指尖朝上；目视前方（图 43）。

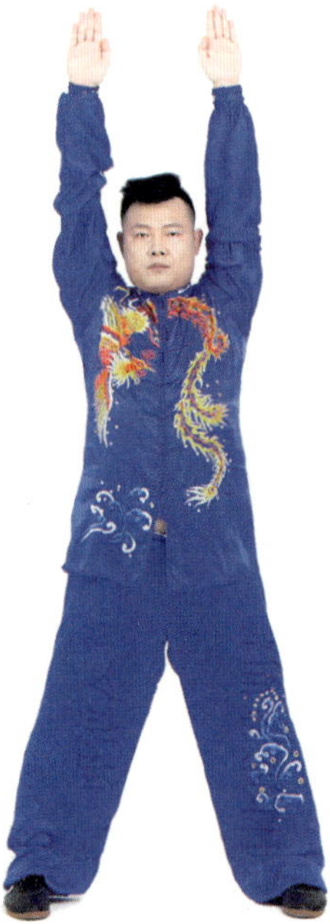

图 43

本式一上一下为 1 遍，共做 6 遍。做完 6 遍后，身体重心缓慢下降，两腿膝关节弯曲；同时，两臂向前下落，手肘微屈，两掌下按至小腹前，掌心朝下，掌指朝前；目视正前方（图 44）。

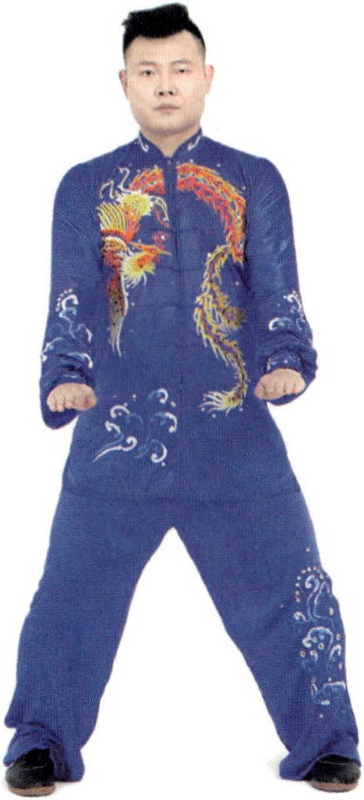

图 44

【注意事项】

1. 反穿摩运要适当用力，摩运到足背时放松腰部，下沉肩部，两膝挺直，向上起身时手臂主动上举，带动上体立起。
2. 年老者或体弱者可根据身体状况自行调整动作幅度，不可强求。
3. 两手向下摩运时稍微抬头，膝关节伸直，可根据自身身体状况自行调整动作幅度。

【功理作用】

缓解腰痛、改善肾虚、提高身体免疫力、强筋壮骨、促进血液循环。

第七式·攒拳怒目增气力

技术要领

动作一 接上式。身体重心向右侧移动，左脚向左开步；两腿缓缓屈膝半蹲成马步；同时，两掌握固，贴于腰部两侧，拳眼朝上；目视正前方（图 45）。

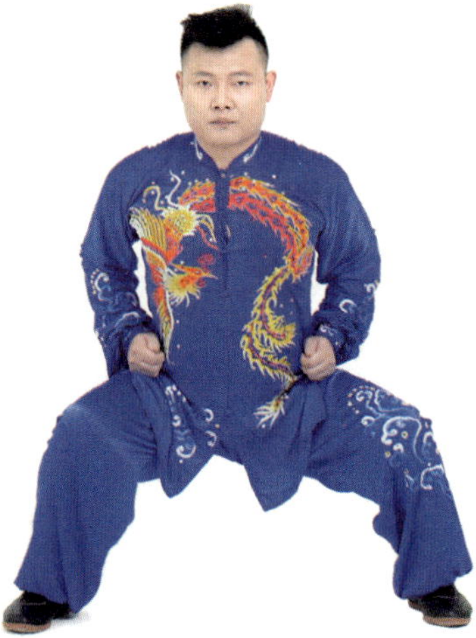

图 45

动作二 上肢动作不停，左拳缓慢用力向前冲出，保持与肩部同一高度，肘关节微屈，拳眼朝上，当肘关节离开肋部时，拳越握越紧，同时脚趾抓地（图 46）。

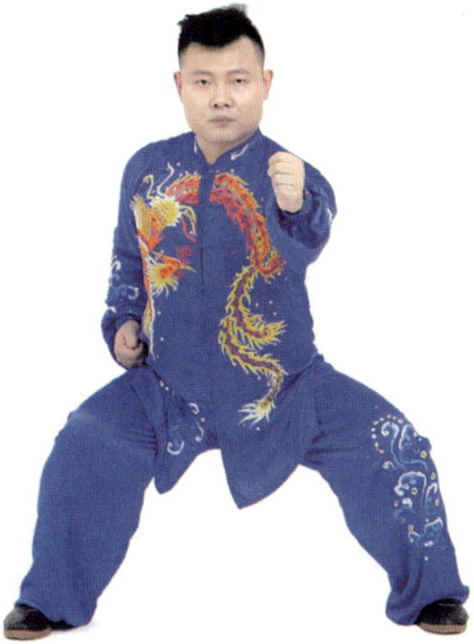

图 46

动作三 上肢动作不停，向右侧转腰顺肩；同时左臂向内旋转，左拳变掌后前伸，掌心朝向外侧，掌指朝前（图 47）。

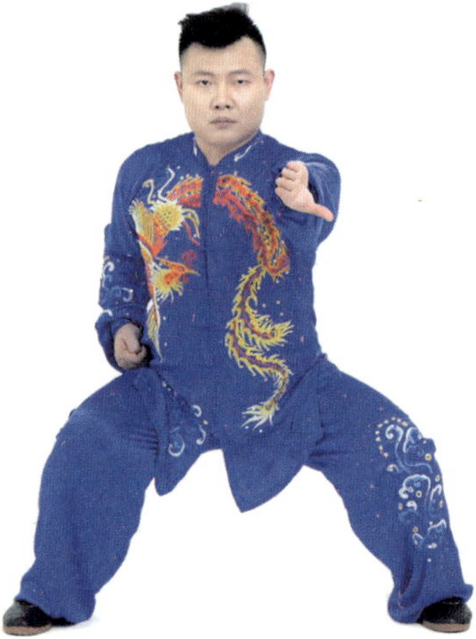

图 47

动作四 上肢动作不停，左掌指向下、向右、向上、向左再向下依次旋腕旋转一周，随之握固，掌心朝上（图 48）；同时，脚趾抓地，眼睛瞪圆，目光随手掌移动。

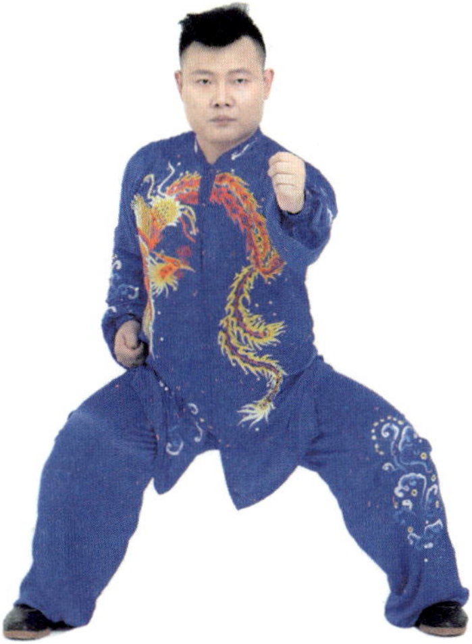

图 48

动作五 上肢动作不停，左拳随屈肘收回腰间，拳眼朝上；同时，脚趾放松，目视正前方（图 49）。右式动作同左式，唯左右相反。

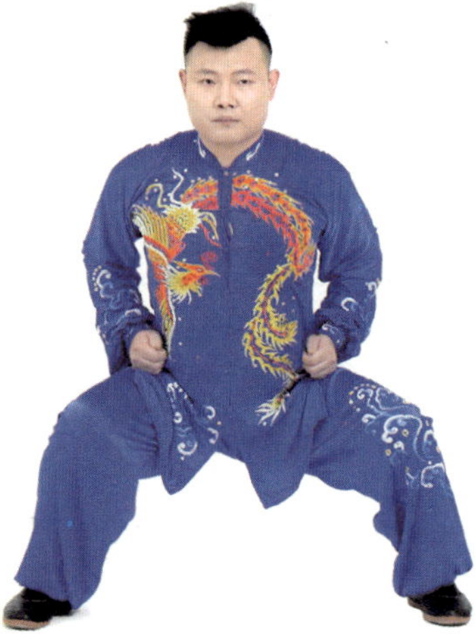

图 49

本式动作一左一右为 1 遍，共做 3 遍。做完 3 遍后，身体重心向右侧移动，左脚回收成并步站立；同时，两拳变成掌，自然垂于身体两侧；目视正前方（图 50）。

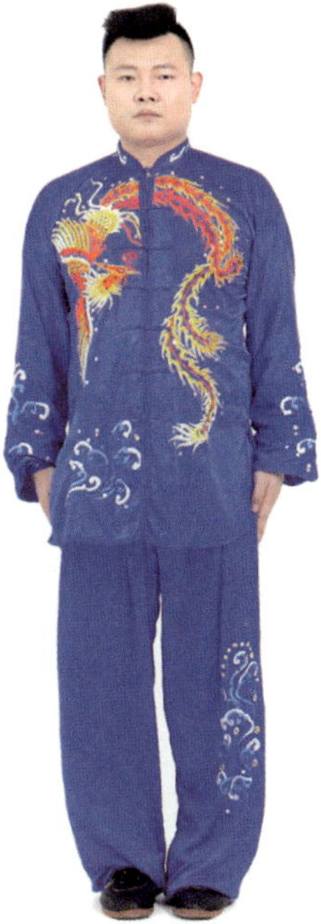

图 50

【注意事项】

1. 马步的高低可依照自己的腿部力量灵活掌握。
2. 冲拳时要怒目瞪眼，眼睛注视冲出之拳，同时脚趾抓地，拧腰顺肩，力达拳面；拳回收时要旋腕，五指用力抓握。
3. 保证握拳力度适中，眼神专注。

【功理作用】

增强手部力量，激发体内气场，提升专注力和意志力。

第八式·背后七颠百病消

技术要领

动作一 接上式。立项竖脊，后顶领起，沉肩坠肘，提肛收腹，掌指向下伸；同时，脚跟提起，脚趾抓地；动作稍稍停顿；目视前正方（图 51、图 52）。

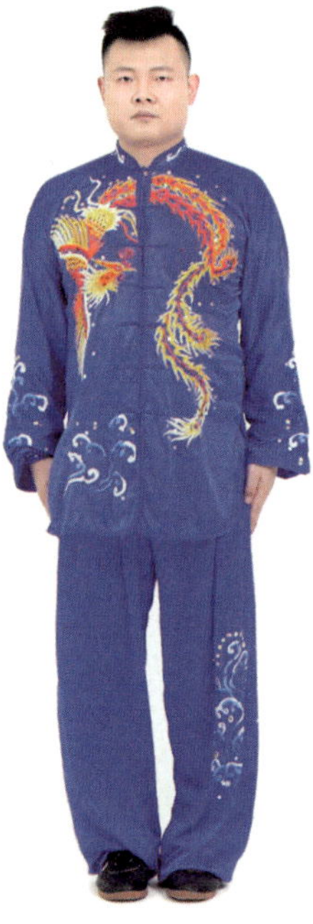

图 51

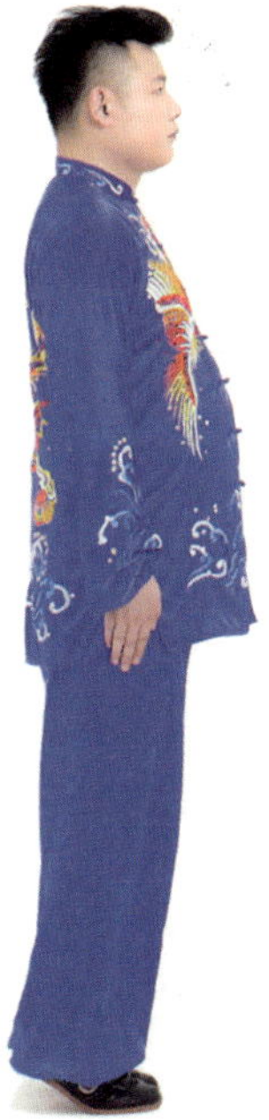

图 52

动作二 脚跟缓缓下落，轻震地面；同时，咬牙、沉肩、舒臂，全身放松；目视正前方（图 53）。

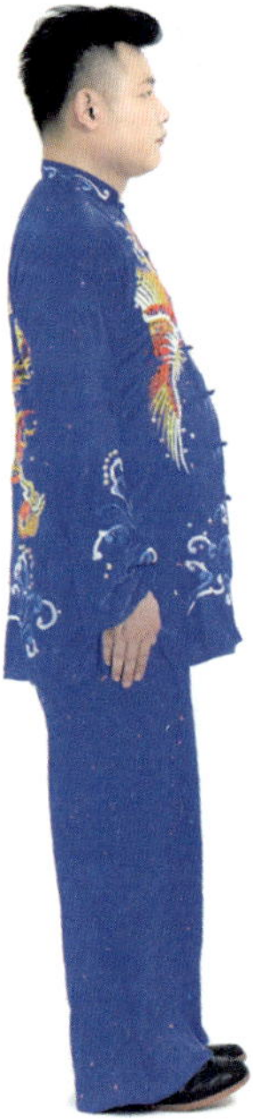

图 53

本式一起一落为 1 遍，共做 7 遍。

【注意事项】

1. 上提时脚趾要抓地，脚跟尽量抬起，两腿并拢，百会穴上顶，稍有停顿，要保持好平衡。
2. 脚跟下落时，咬牙，轻震地面，动作不可过于急躁。
3. 沉肩舒臂，全身放松。
4. 保持均匀呼吸，颠起至最高点，稳定发力，保持动作流畅性。

【功理作用】

1. 疏通经络、调和气血、缓解疼痛。
2. 通过“颠”这一动作达到振奋阳气，汇阳于顶的功效。

收势

技术要领

动作一 接上式。两臂向内旋转，手臂向两侧摆起，两臂与身体约呈 45°，与髋同一高度，掌心向后；目视正前方（图 54）。

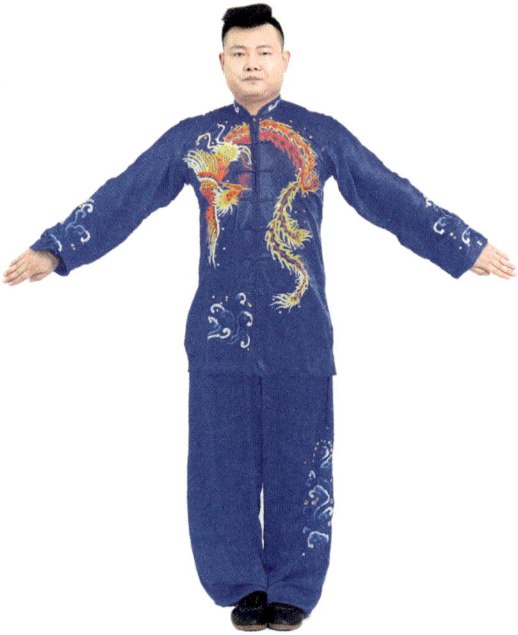

图 54

动作二 上肢动作不停，两臂向外旋转，两掌向前划弧至斜前方45°时，屈肘合抱至小腹，两掌相叠（男性左手在内，女性右手在内）；目视前方（图55、图56）。

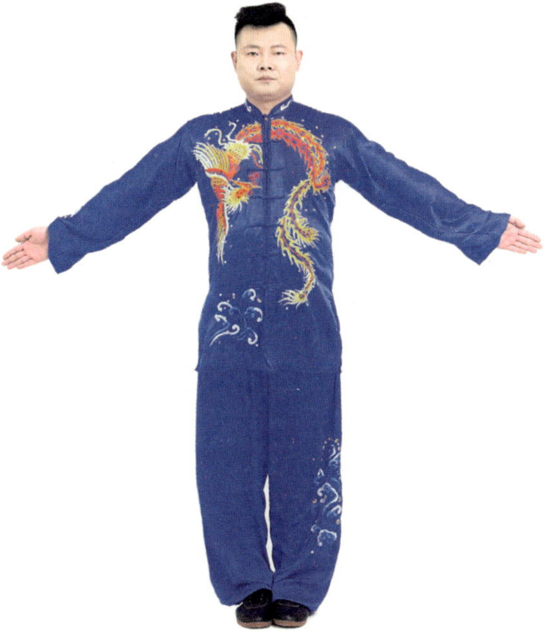

图 55

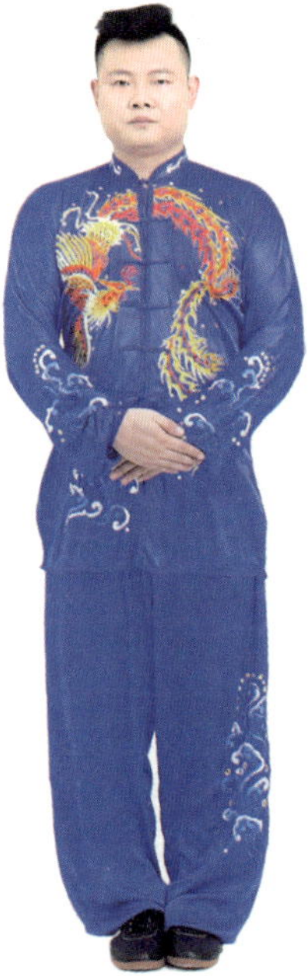

图 56

动作三 两臂自然下落，两掌轻贴于两腿外侧；目视正前方（图 57）。

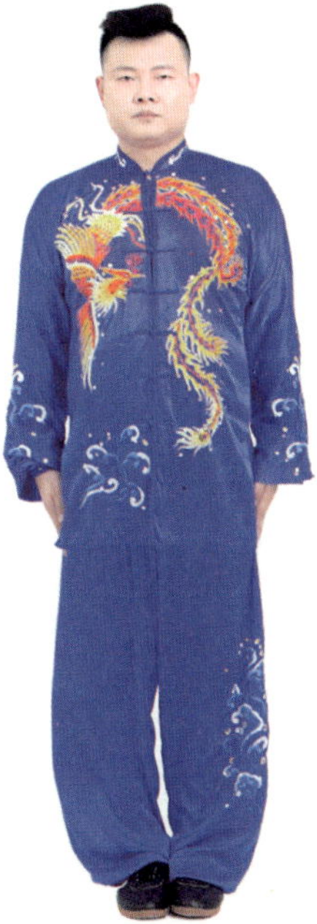

图 57

【注意事项】

目视正前方，平心静气。

【功理作用】

1. 以手引气，导气至丹田。
2. 调节全身肌肉，放松肢体关节。